52 Recetas de Batidos Para Ganar Peso y Volverse Más Grande:

¡Incremente su Tamaño Naturalmente En 4 Semanas o Menos!

Por

Joe Correa CSN

DERECHOS DE AUTOR

Esta publicación está diseñada para proveer información precisa y autoritaria respecto al tema en cuestión. Es vendido con el entendimiento de que ni el autor ni el editor están envueltos en brindar consejo médico. Si éste fuese necesario, consultar con un doctor. Este libro es considerado una guía y no debería ser utilizado en ninguna forma perjudicial para su salud. Consulte con un médico antes de iniciar este plan nutricional para asegurarse que sea correcto para usted.

RECONOCIMIENTOS

Este libro está dedicado a mis amigos y familiares que han tenido una leve o grave enfermedad, para que puedan encontrar una solución y hacer los cambios necesarios en su vida.

52 Recetas de Batidos Para Ganar Peso y Volverse Más Grande:

¡Incremente su Tamaño Naturalmente En 4 Semanas o Menos!

Por

Joe Correa CSN

CONTENIDOS

ACERCA DEL AUTOR

Luego de años de investigación, honestamente creo en los efectos positivos que una nutrición apropiada puede tener en el cuerpo y la mente. Mi conocimiento y experiencia me han ayudado a vivir más saludablemente a lo largo de los años y los cuales he compartido con familia y amigos. Cuanto más sepa acerca de comer y beber saludable, más pronto querrá cambiar su vida y sus hábitos alimenticios.

La nutrición es una parte clave en el proceso de estar saludable y vivir más, así que empiece ahora. El primer paso es el más importante y el más significativo.

INTRODUCCIÓN

52 Recetas de Batidos Para Ganar Peso y Volverse Más Grande: ¡Incremente su Tamaño Naturalmente En 4 Semanas o Menos!

Por Joe Correa CSN

Ganar peso puede ser difícil para muchas personas que tienen metabolismo rápido. La clave es ganar peso de forma saludable para poder mantener su peso.

Ser muy gordo o muy flaco son extremos no saludables. A pesar de que querrá comer alimentos con calorías extras, ganar peso no es tan simple. En principio, querrá comer 5 a 6 comidas diarias y en porciones pequeñas. Esto puede llevar tiempo para hacerlo su nueva forma normal de alimentación. Al aumentar el consumo de frutas y vegetales le ayudara a incrementar más calorías y fibra en su dieta de forma saludable.

Una forma simple y saludable de añadir calorías es suplementando algunas comidas con jugos o batidos para ganar peso. Debe aprender a engañar a su cuerpo para que tome más calorías de lo normal, y la mejor forma es mediante una juguera. Hacer jugos con ingredientes diferentes e ingerir alimentos muy nutritivos le proveerá algunos beneficios para ganar peso:

1. Su cuerpo eliminará el mecanismo habitual de masticar alimentos y sentirse satisfecho en un período corto de tiempo.
2. ¡Los jugos no son una comida! Al menos eso es lo que nos enseñan. Esto es parcialmente cierto, los jugos no incluyen las comidas sólidas típicas a las que estamos acostumbrados. Una receta de batidos apropiada, por otro lado, proveerá nutrientes más que suficientes para ayudarlo a ganar peso saludable.
3. Una receta saludable de batidos acelerará su metabolismo, lo que resultará en una necesidad incrementada de comida.
4. Las calorías que consume en una receta de batidos saludable le ayudarán a mejorar su salud general.

Nunca reemplace sus comidas con jugos o batidos. Tenga en mente que una dieta balanceada combinada con jugos y batidos saludables es la mejor forma de ganar peso.

Esta colección de recetas de jugos y batidos, están basados en alimentos saludables y con muchas calorías. Estos jugos son fáciles de hacer y están repletos de nutrientes que su cuerpo necesita para crear músculo.

52 RECETAS DE BATIDOS PARA GANAR PESO Y VOLVERSE MÁS GRANDE: ¡INCREMENTE SU TAMAÑO NATURALMENTE EN 4 SEMANAS O MENOS!

1.   Jugo de Apio y Manzana

Ingredientes:

1 manzana verde grande, sin centro

1 limón grande, sin piel

3 tallos de apio grandes, en trozos

1 pepino grande

2 onzas de agua de coco

Preparación:

Lavar la manzana y cortarla por la mitad. Remover el centro y trozar. Dejar a un lado.

Pelar el limón y cortarlo por la mitad. Dejar a un lado.

Lavar los tallos de apio y trozarlos. Dejar a un lado.

Pelar el pepino y trozarlo. Dejar a un lado.

Combinar la manzana, limón, apio y pepino en una licuadora, y pulsar. Transferir a un vaso y añadir el agua de coco.

Agregar algunos cubos de hielo y servir inmediatamente.

Información nutricional por porción: Kcal: 175, Proteínas: 5.1g, Carbohidratos: 50.2g, Grasas: 1.3g

2.   Jugo de Bayas Mixtas

Ingredientes:

1 taza de moras

1 taza de arándanos

3 frutillas grandes, en trozos

1 lima grande, sin piel

1 pepino grande, en trozos

1 taza de menta fresca, en trozos

2 onzas de agua

Preparación:

Combinar las moras y arándanos en un colador. Lavar bajo agua fría y colar. Dejar a un lado.

Lavar las frutillas y remover las ramas. Trozar y dejar a un lado.

Pelar la lima y cortarla por la mitad. Dejar a un lado.

Lavar el pepino y trozarlo. Dejar a un lado.

Lavar la menta y romperla con las manos. Dejar a un lado.

Combinar las moras, arándanos, frutillas, pepino y menta en una licuadora, y pulsar. Transferir a un vaso y añadir el agua.

Agregar hielo o refrigerar 15 minutos antes de servir.

Información nutricional por porción: Kcal: 173, Proteínas: 6.6g, Carbohidratos: 57.8g, Grasas: 1.9g

3.   Batido de Cereza y Banana

Ingredientes:

2 tazas de cerezas, sin carozo

1 banana grande, en trozos

1 lima grande, sin piel

2 manzanas verdes grandes, en trozos

¼ cucharadita de canela

1 onza de agua

Preparación:

Lavar las cerezas bajo agua fría y colar. Cortarlas por la mitad y remover los carozos. Dejar a un lado.

Pelar la banana y trozarla. Dejar a un lado.

Pelar la lima y cortarla por la mitad. Dejar a un lado.

Lavar las manzanas y cortarlas por la mitad. Remover el centro y trozar.

Combinar las cerezas, banana, lima y manzanas en una licuadora, y pulsar.

Transferir a un vaso y añadir la canela y agua. Agregar hielo antes de servir.

Información nutricional por porción: Kcal: 297, Proteínas: 4.2g, Carbohidratos: 87.5g, Grasas: 1.2g

4.   Jugo de Frambuesas y Zanahoria

Ingredientes:

1 taza de frambuesas

2 zanahorias grandes, sin piel y en trozos

1 naranja grande, en gajos

¼ cucharadita de jengibre, molido

1 cucharada de miel líquida

Preparación:

Usando un colador, lavar las frambuesas bajo agua fría y colar. Dejar a un lado.

Lavar las zanahorias y pelarlas. Trozar y dejar a un lado.

Pelar la naranja y dividirla en gajos. Dejar a un lado.

Combinar las frambuesas, zanahorias y naranja en una licuadora, y pulsar. Transferir a un vaso y añadir la miel y jengibre.

Refrigerar 15 minutos antes de servir.

Información nutricional por porción: Kcal: 204, Proteínas: 4.5g, Carbohidratos: 67.1g, Grasas: 1.3g

5. Jugo de Damasco y Naranja

Ingredientes:

2 damascos enteros, sin carozo

1 naranja grande, en gajos

1 taza de uvas verdes

1 rodaja de jengibre pequeña, sin piel

1 onza de agua

Preparación:

Lavar los damascos y cortarlos por la mitad. Remover el carozo y trozar. Dejar a un lado.

Pelar la naranja y dividirla en gajos. Dejar a un lado.

Lavar las uvas y dejarlas a un lado.

Pelar la rodaja de jengibre y cortar en piezas pequeñas. Dejar a un lado.

Combinar los damascos, naranja, uvas y jengibre en una licuadora. Pulsar y transferir a un vaso. Añadir hielo antes de servir.

Información nutricional por porción: Kcal: 157, Proteínas: 3.3g, Carbohidratos: 45.7g, Grasas: 0.8g

6.   Jugo de Coliflor y Albahaca

Ingredientes:

1 taza de coliflor, en trozos

1 taza de albahaca fresca, en trozos

1 taza de brócoli, en trozos

1 taza de verdes de remolacha, en trozos

1 limón grande, sin piel

1 manzana roja mediana, sin centro

Preparación:

Recortar las hojas externas de la coliflor. Lavar y trozar. Rellenar un vaso medidor y reservar el resto en la nevera.

Combinar la albahaca y los verdes de remolacha en un colador grande. Lavar bajo agua fría y colar. Romper con las manos y dejar a un lado.

Lavar el brócoli y trozarlo. Dejar a un lado.

Pelar el limón y cortarlo por la mitad. Dejar a un lado.

Lavar la manzana y cortarla por la mitad. Remover el centro y trozar. Dejar a un lado.

Combinar la coliflor, albahaca, brócoli, verdes de remolacha, limón y manzana en una licuadora. Procesar y transferir a un vaso.

Añadir algunos cubos de hielo y servir inmediatamente.

Información nutricional por porción: Kcal: 137, Proteínas: 7.3g, Carbohidratos: 42.1g, Grasas: 1.3g

7. Jugo de Jengibre y Alcachofa

Ingredientes:

1 alcachofa mediana, en trozos

1 rodaja de jengibre pequeña, sin piel

3 tallo de apio medianos

2 kiwis grandes, sin piel

1 cucharada de miel líquida

Preparación:

Recortar las hojas externas de la alcachofa. Lavarla y trozar. Dejar a un lado.

Pelar la rodaja de jengibre y cortar en piezas pequeñas. Dejar a un lado.

Lavar los tallos de apio y trozarlos. Dejar a un lado.

Pelar los kiwis y cortarlos por la mitad. Dejar a un lado.

Combinar la alcachofa, jengibre, apio y kiwi en una licuadora. Pulsar y transferir a un vaso. Añadir la miel y refrigerar 15 minutos antes de servir.

Información nutricional por porción: Kcal: 174, Proteínas: 6.6g, Carbohidratos: 54.6g, Grasas: 1.2g

8.   Batido de Guayaba y Mango

Ingredientes:

1 guayaba grande, en trozos

1 taza de mango, en trozos

1 banana mediana, en trozos

1 naranja grande, en gajos

1 onza de leche de coco

Preparación:

Lavar y pelar la guayaba y mango. Trozar y dejar a un lado.

Pelar la banana y trozarla. Dejar a un lado.

Pelar la naranja y dividirla en gajos. Dejar a un lado.

Combinar la guayaba, mango, banana y naranja en una licuadora, y pulsar. Transferir a un vaso y añadir la leche de coco.

Agregar hielo y servir inmediatamente.

Información nutricional por porción: Kcal: 275, Proteínas: 5.7g, Carbohidratos: 81.1g, Grasas: 1.8g

9.   Batido de Palta y Mango

Ingredientes:

1 taza de palta, en cubos

1 mango mediano

1 naranja grande, en gajos

¼ cucharadita de jengibre, molido

3 cucharadas de leche de coco

Preparación:

Pelar la palta y cortarla por la mitad. Remover el carozo y cortar en cubos. Rellenar un vaso medidor y reservar el resto en la nevera.

Pelar el mango y trozarlo. Dejar a un lado.

Pelar la naranja y dividirla en gajos. Cortar cada gajo por la mitad y dejar a un lado.

Combinar la palta, mango y naranja en una licuadora, y pulsar. Transferir a un vaso y añadir el jengibre y leche de coco.

Agregar hielo y servir inmediatamente.

Información nutricional por porción: Kcal: 457, Proteínas: 8.1g, Carbohidratos: 84.7g, Grasas: 23.5g

10. Jugo de Manzana y Zanahoria

Ingredientes:

1 manzana mediana, sin centro

1 zanahoria mediana, en trozos

1 limón entero, sin piel

1 durazno grande, sin carozo

2 onzas de agua

¼ cucharadita de canela, molida

Preparación:

Lavar la manzana y cortarla por la mitad. Remover el centro y trozar. Dejar a un lado.

Lavar y pelar la zanahoria. Trozar y dejar a un lado.

Pelar el limón y cortarlo por la mitad. Dejar a un lado.

Lavar el durazno y cortarlo por la mitad. Remover el carozo y trozar. Dejar a un lado.

Combinar la manzana, zanahoria, limón y durazno en una licuadora. Pulsar, transferir a un vaso, y añadir el agua y canela.

Agregar hielo o refrigerar 10 minutos antes de servir.

Información nutricional por porción: Kcal: 165, Proteínas: 3.6g, Carbohidratos: 50.7g, Grasas: 1.1g

11. Jugo de Remolacha y Limón

Ingredientes:

2 remolachas grandes, recortadas y en trozos

1 limón entero, sin piel

1 taza de brócoli, en trozos

1 pepino grande, en rodajas

Preparación:

Lavar las remolachas y recortar las partes verdes. Trozar y dejar a un lado.

Pelar el limón y cortarlo por la mitad. Dejar a un lado.

Lavar el brócoli y trozarlo. Rellenar un vaso medidor y reservar el resto.

Lavar el pepino y cortarlo en rodajas finas. Dejar a un lado.

Combinar las remolachas, limón, brócoli y pepino en una licuadora, y pulsar. Transferir a un vaso y añadir hielo antes de servir.

Información nutricional por porción: Kcal: 123, Proteínas: 7.8g, Carbohidratos: 38.1g, Grasas: 1.1g

12. Jugo de Hinojo y Verdes de Ensalada

Ingredientes:

1 taza de hinojo, en trozos

1 taza de verdes de ensalada, en trozos

1 puerro entero, en trozos

1 taza de menta fresca, en trozos

1 manzana verde grande, sin centro

Un puñado de espinaca

1 cucharada de miel líquida

Preparación:

Lavar el bulbo de hinojo y recortar las capas externas. Trozar y rellenar un vaso medidor. Reservar el resto en la nevera.

En un colador grande, combinar los verdes de ensalada, menta y espinaca. Lavar bajo agua fría y colar. Romper con las manos y dejar a un lado.

Lavar el puerro y trozarlo. Dejar a un lado.

Lavar la manzana y cortarla por la mitad. Remover el centro y trozar. Dejar a un lado.

Combinar el hinojo, verdes de ensalada, menta, espinaca, puerro y manzana en una licuadora, y pulsar.

Transferir a un vaso y refrigerar 15 minutos antes de servir.

Información nutricional por porción: Kcal: 180, Proteínas: 6.2g, Carbohidratos: 53.7g, Grasas: 1.4g

13.   Jugo de Arándanos y Banana

Ingredientes:

1 taza de arándanos

1 banana mediana, en trozos

1 lima entera, sin piel

1 pera grande, en trozos

1 taza de moras

1 naranja grande, en gajos

Preparación:

En un colador grande, combinar los arándanos y moras. Lavar bajo agua fría y colar. Dejar a un lado.

Pelar la banana y trozarla. Dejar a un lado.

Pelar la lima y cortarla por la mitad. Dejar a un lado.

Lavar la pera y cortarla por la mitad. Remover el centro y trozar. Dejar a un lado.

Pelar la naranja y dividirla en gajos. Dejar a un lado.

Combinar los arándanos, moras, banana, lima, pera y naranja en una licuadora, y pulsar.

Transferir a un vaso y añadir hielo picado.

Información nutricional por porción: Kcal: 376, Proteínas: 7.2g, Carbohidratos: 122.6g, Grasas: 2.6g

14.   Jugo de Ananá y Naranja

Ingredientes:

1 taza de trozos de ananá

1 naranja mediana, sin piel

1 zanahoria pequeña, en trozos

1 lima entera, sin piel

1 cucharada de miel líquida

Preparación:

Cortar la parte superior del ananá y pelarlo. Trozar y rellenar un vaso medidor. Reservar el resto en la nevera.

Pelar la naranja y dividirla en gajos. Cortar cada gajo por la mitad y dejar a un lado.

Pelar la zanahoria y cortarla en rodajas finas. Dejar a un lado.

Pelar la lima y cortarla por la mitad. Dejar a un lado.

Combinar el ananá, naranja, zanahoria y lima en una licuadora, y pulsar. Transferir a un vaso y añadir la miel.

Refrigerar 15 minutos antes de servir.

Información nutricional por porción: Kcal: 207, Proteínas: 2.7g, Carbohidratos: 61.5g, Grasas: 0.7g

15.　Jugo de Durazno y Ciruela

Ingredientes:

2 duraznos medianos, sin carozo

2 ciruelas enteras, sin carozo

1 limón entero, sin piel

1 taza de sandía

¼ cucharadita de jengibre, molido

Preparación:

Lavar los duraznos y cortarlos por la mitad. Remover los carozos y trozar. Dejar a un lado.

Lavar los duraznos y cortarlos por la mitad. Remover los carozos y dejar a un lado.

Pelar los limones y cortarlos por la mitad. Dejar a un lado.

Cortar la sandía por la mitad. Para una taza, necesitará una rodaja grande. Pelar y trozar. Remover las semillas y reservar el resto.

Combinar los duraznos, ciruelas, limón y sandía en una licuadora, y pulsar. Transferir a un vaso y añadir el jengibre.

Refrigerar 10 minutos antes de servir.

Información nutricional por porción: Kcal: 205, Proteínas: 5.2g, Carbohidratos: 60.6g, Grasas: 1.5g

16.   Jugo de Pimiento Rojo y Tomate

Ingredientes:

2 pimientos rojos grandes, en trozos

3 tomates cherry, por la mitad

1 taza de perejil fresco, en trozos

1 zanahoria mediana, en rodajas

1 cucharadita de romero fresco, picado

Preparación:

Lavar los pimientos y cortarlos por la mitad. Remover las semillas y trozar. Dejar a un lado.

Lavar los tomates y cortar por la mitad. Dejar a un lado.

Lavar el perejil bajo agua fría y trozar.

Lavar y pelar la zanahoria. Cortar en rodajas finas y dejar a un lado.

Combinar los pimientos, tomates, perejil, zanahoria y romero en una licuadora, y pulsar.

Transferir a un vaso y refrigerar 10 minutos antes de servir.

Información nutricional por porción: Kcal: 112, Proteínas: 6.1g, Carbohidratos: 31.4g, Grasas: 1.7g

17.   Jugo de Calabaza y Kiwi

Ingredientes:

1 taza de zapallo calabaza

1 kiwi entero, sin piel

1 naranja mediana, sin piel

1 taza de col rizada fresca, en trozos

1 cucharada de miel líquida

1 onza de agua

Preparación:

Pelar el zapallo calabaza y remover las semillas con una cuchara. Trozar en cubos pequeños y rellenar un vaso medidor. Reservar el resto envuelto en film, en la nevera.

Pelar el kiwi y cortarlo por la mitad. Dejar a un lado.

Pelar la naranja y dividirla en gajos. Dejar a un lado.

Lavar la col rizada bajo agua fría y colar. Romper con las manos y dejar a un lado.

Combinar el zapallo calabaza, kiwi, naranja y col rizada en una licuadora. Pulsar y transferir a un vaso.

Añadir la miel y agua. Agregar hielo antes de servir.

Información nutricional por porción: Kcal: 126, Proteínas: 6.2g, Carbohidratos: 36.3g, Grasas: 1.5g

18. Jugo de Espárragos y Palta

Ingredientes:

1 taza de espárragos frescos, recortados

1 taza de palta, en cubos

1 lima entera, sin piel

1 taza de Acelga, en trozos

1 manzana dorada deliciosa pequeña, sin centro

1 nudo de jengibre pequeño, sin piel

Preparación:

Lavar los espárragos y recortar las puntas. Trozar y dejar a un lado.

Pelar la palta y cortarla por la mitad. Remover el carozo y trozar. Dejar a un lado.

Pelar la lima y cortarla por la mitad. Dejar a un lado.

Lavar la acelga bajo agua fría y colar. Romper con las manos y dejar a un lado.

Pelar el nudo de jengibre y trozarlo. Dejar a un lado.

Procesar los espárragos, palta, lima, acelga y jengibre en una licuadora. Transferir a un vaso y refrigerar 15 minutos antes de servir.

Información nutricional por porción: Kcal: 298, Proteínas: 7.3g, Carbohidratos: 41.6g, Grasas: 22.5g

19.   Jugo de Alcachofa y Tomate

Ingredientes:

1 alcachofa mediana, en trozos

1 tomate mediano, en trozos

1 pimiento mediano, en trozos

1 diente de ajo, sin piel

1 taza de pepino, en rodajas

1 cucharadita de vinagre balsámico

¼ cucharadita de sal

Preparación:

Recortar las hojas exteriores de la alcachofa. Lavar y trozar. Dejar a un lado.

Lavar el tomate y ponerlo en un tazón pequeño. Trozar y reservar el jugo. Dejar a un lado.

Lavar el pimiento y cortarlo por la mitad. Remover las semillas y trozar. Dejar a un lado.

Lavar el pepino y cortar en rodajas finas. Rellenar un vaso medidor y refrigerar el resto.

Combinar la alcachofa, tomate, pimiento, ajo y pepino en una licuadora, y pulsar.

Transferir a un vaso y añadir el vinagre y sal. Puede rociar con romero para más sabor.

Refrigerar 10 minutos antes de servir.

Información nutricional por porción: Kcal: 86, Proteínas: 7g, Carbohidratos: 28.3g, Grasas: 0.9g

20.   Jugo de Brotes de Bruselas

Ingredientes:

2 tazas de Brotes de Bruselas, por la mitad

1 manzana Granny Smith mediana, sin centro

1 taza de menta fresca, en trozos

1 taza de col rizada fresca, en trozos

1 lima entera, sin piel

1 onza de agua

Preparación:

Lavar los brotes de Bruselas y recortar las hojas externas. Cortar por la mitad y rellenar un vaso medidor. Reservar el resto.

Lavar la manzana y cortarla por la mitad. Remover el centro y trozar. Dejar a un lado.

Combinar la menta y col rizada en un colador grande, y lavar bajo agua fría. Colar y romper con las manos. Dejar a un lado.

Pelar la lima y cortarla por la mitad. Dejar a un lado.

Combinar los brotes de Bruselas, manzana, menta, col rizada y lima en una licuadora, y pulsar. Transferir a un vaso y añadir el agua.

Refrigerar 10 minutos antes de servir.

Información nutricional por porción: Kcal: 171, Proteínas: 10.6g, Carbohidratos: 51.7g, Grasas: 1.7g

21.   Jugo de Chirivías y Zanahoria

Ingredientes:

2 tazas de chirivías, en rodajas

1 zanahoria mediana, en rodajas

1 taza de pepino, en rodajas

1 taza de berro, en trozos

1 limón entero, sin piel

1 nudo de jengibre pequeño, sin piel

Preparación:

Lavar y pelar las chirivías y zanahoria. Cortar en rodajas finas y dejar a un lado.

Pelar el pepino y trozarlo. Rellenar un vaso medidor y reservar el resto.

Lavar el berro bajo agua fría y colar. Romper con las manos y dejar a un lado.

Pelar el limón y cortarlo por la mitad. Dejar a un lado.

Pelar el nudo de jengibre y trozarlo. Dejar a un lado.

Combinar las chirivías, zanahoria, pepino, berro, limón y jengibre en una licuadora, y pulsar.

Transferir a un vaso y añadir algunos cubos de hielo antes de servir.

Información nutricional por porción: Kcal: 192, Proteínas: 5.6g, Carbohidratos: 62.5g, Grasas: 1.3g

22.   Jugo de Coliflor y Brócoli

Ingredientes:

1 taza de coliflor, en trozos

1 taza de brócoli, en trozos

1 manzana verde pequeña, sin centro

1 taza de col rizada fresca, en trozos

¼ cucharadita de jengibre, molido

Preparación:

Lavar la coliflor y recortar las hojas externas. Trozar y dejar a un lado.

Lavar el brócoli y trozar. Dejar a un lado.

Lavar la manzana y cortarla por la mitad. Remover el centro y trozar. Dejar a un lado.

Lavar la col rizada bajo agua fría y colar. Romper con las manos y dejar a un lado.

Combinar la coliflor, brócoli, manzana y col rizada en una licuadora, y pulsar. Transferir a un vaso y añadir el jengibre molido.

Refrigerar 20 minutos antes de servir.

Información nutricional por porción: Kcal: 131, Proteínas: 8.1g, Carbohidratos: 36.8g, Grasas: 1.5g

23.   Jugo de Arándanos y Limón

Ingredientes:

1 taza de moras

1 limón entero, sin piel

1 taza de pepino, en rodajas

1 taza de remolachas, en rodajas

1 onza de agua de coco

Preparación:

Usando un colador pequeño, lavar las moras bajo agua fría. Colar y dejar a un lado.

Pelar el limón y cortarlo por la mitad. Dejar a un lado.

Lavar el pepino y cortarlo en rodajas finas. Rellenar un vaso medidor y reservar el resto en la nevera.

Lavar las remolachas y recortar las partes verdes. Trozar y rellenar un vaso medidor. Reservar el resto.

Combinar las moras, limón, pepino y remolachas en una licuadora, y pulsar. Transferir a un vaso y añadir el agua de coco. Agregar hielo y servir inmediatamente.

Información nutricional por porción: Kcal: 103, Proteínas: 5.2g, Carbohidratos: 34.2g, Grasas: 1.2g

24.   Jugo de Hinojo y Espárragos

Ingredientes:

1 taza de hinojo, en trozos

1 taza de espárragos, recortados y en trozos

1 taza de palta, en rodajas

2 zanahorias medianas

1 cucharada de miel líquida

Preparación:

Lavar el bulbo de hinojo y recortar las capas externas. Trozar y rellenar un vaso medidor. Reservar el resto.

Lavar los espárragos y recortar las puntas. Trozar y rellenar un vaso medidor. Refrigerar el resto.

Pelar la palta y cortarla por la mitad. Remover el carozo y cortar en rodajas finas. Rellenar un vaso medidor y reservar el resto.

Lavar y pelar las zanahorias. Cortar en trozos pequeños y dejar a un lado.

Combinar el hinojo, espárragos, palta y zanahorias en una licuadora, y pulsar. Transferir a un vaso y añadir la miel.

Refrigerar 15 minutos antes de servir.

Información nutricional por porción: Kcal: 263, Proteínas: 8.1g, Carbohidratos: 35.7g, Grasas: 22.1g

25.   Cantalupo Mango Juice

Ingredientes:

1 taza de cantalupo, en cubos

1 taza de mango, en trozos

1 durazno mediano, sin carozo

1 lima entera, sin piel

1 taza de menta fresca, picada

Preparación:

Cortar el cantalupo por la mitad. Remover las semillas, cortar 2 gajos y pelarlos. Trozar y dejar a un lado. Reservar el resto en la nevera.

Lavar y pelar el mango. Trozar y dejar a un lado.

Lavar el durazno y cortarlo por la mitad. Remover el carozo y trozar. Dejar a un lado.

Pelar la lima y cortarla por la mitad. Dejar a un lado.

Combinar el cantalupo, mango, durazno, lima y menta en una licuadora. Pulsar, transferir a un vaso y añadir hielo picado.

Servir inmediatamente.

Información nutricional por porción: Kcal: 205, Proteínas: 5.2g, Carbohidratos: 59.2g, Grasas: 1.6g

26.   Jugo de Pimiento y Tomate

Ingredientes:

1 pimiento rojo grande, en trozos

4 tomates cherry, por la mitad

1 tallo de apio pequeño, en trozos

1 rábano mediano, en trozos

1 manzana roja pequeña, sin centro

¼ cucharadita de pimienta cayena

Preparación:

Lavar el pimiento y cortarlo por la mitad. Remover las semillas y trozar. Dejar a un lado.

Lavar los tomates cherry y ponerlos en un tazón pequeño. Cortar por la mitad y reservar el jugo.

Lavar el tallo de apio y trozar. Dejar a un lado.

Lavar el rábano y recortar las partes verdes. Pelar y trozar. Dejar a un lado.

Lavar la manzana y cortarla por la mitad. Remover el centro y trozar.

Combinar el pimiento, tomates, apio, rábano y manzana en una licuadora, y pulsar. Transferir a un vaso y añadir la pimienta cayena.

Refrigerar 10 minutos antes de servir.

Información nutricional por porción: Kcal: 129, Proteínas: 2.9g, Carbohidratos: 35.9g, Grasas: 2.9g

27.   Jugo de Palta y Cereza

Ingredientes:

1 taza de palta, en cubos

1 taza de cerezas frescas, sin carozo

1 lima entera, sin piel

1 naranja mediana, en gajos

1 cucharada de miel, cruda

Preparación:

Pelar la palta y cortarla por la mitad. Remover el carozo y cortar en cubos pequeños. Rellenar un vaso medidor y reservar el resto.

Lavar las cerezas y cortarlas por la mitad. Remover el carozo y dejar a un lado.

Pelar la lima y cortarla por la mitad. Dejar a un lado.

Pelar la naranja y dividirla en gajos. Cortar cada gajo por la mitad y dejar a un lado.

Combinar la palta, cerezas, lima y naranja en una licuadora, y pulsar. Transferir a un vaso y añadir la miel.

Agregar cubos de hielo y servir.

Información nutricional por porción: Kcal: 408, Proteínas: 6g, Carbohidratos: 74.5g, Grasas: 22.5g

28.   Jugo de Frambuesa y Damasco

Ingredientes:

1 taza de frambuesas

1 taza de damascos, en rodajas

1 zanahoria mediana, en rodajas

2 ciruelas enteras, sin carozo

1 cucharada de miel, cruda

Preparación:

Usando un colador, lavar las frambuesas bajo agua fría. Colar y dejar a un lado.

Lavar los damascos y cortarlos por la mitad. Remover los carozos y cortar en rodajas finas. Rellenar un vaso medidor y reservar el resto.

Lavar y pelar la zanahoria. Cortar en rodajas finas y dejar a un lado.

Lavar las ciruelas y cortarlas por la mitad. Remover los carozos y dejar a un lado.

Combinar las frambuesas, damascos, zanahoria y ciruelas en una licuadora, y pulsar.

Transferir a un vaso y añadir la miel. Agregar hielo picado antes de servir.

Información nutricional por porción: Kcal: 232, Proteínas: 5.3g, Carbohidratos: 70.9g, Grasas: 1.9g

29. Jugo de Remolacha y Kiwi

Ingredientes:

1 taza de remolachas, en rodajas

1 kiwi entero, en rodajas

1 manzana pequeña, sin centro

1 pera pequeña, sin centro

¼ cucharadita de canela, molida

Preparación:

Lavar las remolachas y recortar las puntas verdes. Pelar y cortar en rodajas finas. Rellenar un vaso medidor y reservar el resto.

Pelar el kiwi y cortarlo por la mitad. Dejar a un lado.

Lavar la manzana y pera. Remover el centro y trozar. Dejar a un lado.

Combinar las remolachas, kiwi, manzana y pera en una licuadora, y pulsar. Transferir a un vaso y añadir la canela. Refrigerar 15 minutos antes de servir.

Información nutricional por porción: Kcal: 211, Proteínas: 4.2g, Carbohidratos: 65.3g, Grasas: 1.1g

30.   Jugo de Frutilla y Palta

Ingredientes:

1 taza de frutillas, en trozos

1 taza de palta, en cubos

1 semillas de granada

1 taza de pepino, en rodajas

1 naranja mediana, en gajos

Preparación:

Lavar las frutillas y trozarlas. Dejar a un lado.

Lavar la palta y cortarla por la mitad. Remover el carozo y cortar en cubos. Rellenar un vaso medidor y reservar el resto.

Cortar la parte superior de la granada y bajar hacia las membranas blancas. Remover las semillas y rellenar un vaso medidor. Dejar a un lado.

Lavar el pepino y cortarlo en rodajas finas. Rellenar un vaso medidor y reservar el resto.

Pelar la naranja y dividirla en gajos. Cortar cada gajo por la mitad y dejar a un lado.

Combinar las frutillas, palta, granada, pepino y naranja en una licuadora. Pulsar.

Transferir a un vaso y añadir hielo picado antes de servir.

Información nutricional por porción: Kcal: 335, Proteínas: 6.6g, Carbohidratos: 53.2g, Grasas: 23.5g

31.   Jugo de Cereza y Mango

Ingredientes:

1 taza de cerezas frescas

1 taza de mango, en trozos

1 taza de menta fresca, en trozos

1 manzana pequeña, sin centro

¼ cucharadita de jengibre, molido

Preparación:

Lavar las cerezas y cortarlas por la mitad. Remover los carozos y rellenar un vaso medidor. Reservar el resto.

Pelar el mango y trozarlo. Rellenar un vaso medidor y refrigerar el resto.

Lavar la menta bajo agua fría. Colar y romper con las manos. Dejar a un lado.

Lavar la manzana y cortarla por la mitad. Remover el centro y trozar. Dejar a un lado.

Combinar las cerezas, mango, menta y manzana en una licuadora, y pulsar. Transferir a un vaso y añadir el jengibre.

Agregar hielo o refrigerar 15 minutos antes de servir.

Información nutricional por porción: Kcal: 262, Proteínas: 4.3g, Carbohidratos: 75.3g, Grasas: 6.6g

32.   Jugo de Sandía y Uva

Ingredientes:

1 taza de sandía, en cubos

1 taza de uvas verdes

1 kiwi entero, sin piel

1 pera mediana, en trozos

Preparación:

Cortar la sandía por la mitad. Cortar un gajo grande y pelarlo. Trozar y rellenar un vaso medidor. Remover las semillas y dejar a un lado. Reservar el resto.

Lavar las uvas y dejarlas a un lado.

Pelar el kiwi y cortarlo por la mitad. Dejar a un lado.

Lavar la pera y remover el centro. Trozar y dejar a un lado.

Combinar la sandía, uvas, kiwi y pera en una licuadora, y pulsar.

Transferir a un vaso y añadir hielo picado antes de servir.

Información nutricional por porción: Kcal: 216, Proteínas: 3g, Carbohidratos: 64.5g, Grasas: 1.2g

33. Jugo de Espinaca y Col Rizada

Ingredientes:

1 taza de espinaca fresca, en trozos

1 taza de col rizada fresca, en trozos

1 taza de repollo, rallado

1 taza de perejil fresco, en trozos

1 taza de pepino, en rodajas

1 taza de palta, en trozos

¼ cucharadita de cúrcuma, molida

Preparación:

Combinar la espinaca, col rizada y perejil en un colador grande. Lavar bajo agua fría y colar. Romper con las manos y dejar a un lado.

Lavar el repollo bajo agua fría y rallarlo. Rellenar un vaso medidor y reservar el resto.

Lavar el pepino y cortarlo en rodajas finas. Dejar a un lado.

Pelar la palta y cortarla por la mitad. Remover el carozo y trozar. Rellenar un vaso medidor y reservar el resto.

Combinar la espinaca, col rizada, perejil, repollo, pepino y palta en una licuadora, y pulsar. Transferir a un vaso y añadir la cúrcuma.

Refrigerar 10 minutos antes de servir.

Información nutricional por porción: Kcal: 272, Proteínas: 10.9g, Carbohidratos: 33.1g, Grasas: 23.5g

34.   Jugo de Verdes de Ensalada y Tomate

Ingredientes:

1 taza de verdes de ensalada, en trozos

1 taza de Lechuga romana, en trozos

1 tomate Roma grande, en trozos

1 pimiento rojo mediano, en trozos

¼ cucharadita de jengibre, molido

Preparación:

Lavar los verdes de ensalada y lechuga bajo agua fría. Trozar y rellenar un vaso medidor. Reservar el resto.

Lavar el tomate y ponerlo en un tazón pequeño. Trozar y reservar el jugo de tomate mientras se corta.

Lavar el pimiento y cortarlo por la mitad. Remover las semillas y trozar. Dejar a un lado.

Combinar los verdes de ensalada, lechuga, tomate y pimiento rojo en una licuadora, y pulsar.

Transferir a un vaso y añadir el jengibre. Agregar hielo o refrigerar 10 minutos antes de servir.

Información nutricional por porción: Kcal: 61, Proteínas: 5.5g, Carbohidratos: 17.7g, Grasas: 1.1g

35.   Jugo de Pera y Banana

Ingredientes:

1 pera grande, en trozos

1 banana grande, en rodajas

1 taza de ananá, en trozos

1 limón entero, sin piel

5 cerezas, sin carozo

1 cucharada de miel

Preparación:

Lavar la pera y cortarla por la mitad. Remover el centro y trozar. Dejar a un lado.

Pelar la banana y trozarla. Dejar a un lado.

Cortar la parte superior del ananá y pelarlo. Trozar y rellenar un vaso medidor. Reservar el resto en la nevera.

Pelar el limón y cortarlo por la mitad. Dejar a un lado.

Lavar las cerezas y cortarlas por la mitad. Remover el carozo y dejar a un lado.

Combinar la pera, banana, ananá, limón y cerezas en una licuadora, y pulsar. Transferir a un vaso y añadir la miel.

Refrigerar 10 minutos antes de servir.

Información nutricional por porción: Kcal: 374, Proteínas: 4.3g, Carbohidratos: 109g, Grasas: 1.2g

36. Batido de Calabacín y Palta

Ingredientes:

1 calabacín pequeño, en trozos

1 taza de palta, en trozos

1 taza de mango, en trozos

1 lima entera, sin piel

1 onza leche de coco

1 cucharadita de menta fresca, picada

Preparación:

Pelar el calabacín y cortarlo por la mitad. Remover las semillas y lavarlas. Trozar y dejar a un lado.

Pelar la palta y cortarla por la mitad. Remover el carozo y trozar. Dejar a un lado.

Lavar y pelar el mango. Trozar y dejar a un lado.

Pelar la lima y cortarla por la mitad. Dejar a un lado.

Combinar el calabacín, palta, mango, lima y menta en una licuadora y pulsar. Transferir a un vaso y añadir la leche de coco. Agregar hielo picado y servir inmediatamente.

Información nutricional por porción: Kcal: 309, Proteínas: 5.8g, Carbohidratos: 44.5g, Grasas: 22.4g

37.   Jugo de Calabaza y Damasco

Ingredientes:

1 taza de calabaza, en trozos

1 taza de damascos, en rodajas

2 frutillas medianas, en trozos

1 manzana dorada deliciosa pequeña, sin centro

1 cucharada de miel líquida

Preparación:

Pelar la calabaza y cortarla por la mitad. Remover las semillas. Cortar un gajo grande y pelarlo. Trozar y rellenar un vaso medidor. Reservar el resto.

Lavar los damascos y cortarlos por la mitad. Remover los carozos y cortar en rodajas finas. Dejar a un lado.

Lavar las frutillas y trozarlas. Dejar a un lado.

Lavar la manzana y remover el centro. Trozar y dejar a un lado.

Combinar la calabaza, damascos, frutillas y manzana en una licuadora, y pulsar. Transferir a un vaso y añadir la miel.

Agregar hielo y servir.

Información nutricional por porción: Kcal: 222, Proteínas: 4g, Carbohidratos: 62.3g, Grasas: 1.1g

38.   Jugo de Hinojo y Alcachofa

Ingredientes:

1 taza de hinojo, en trozos

1 alcachofa mediana, en trozos

1 taza de pepino, en rodajas

1 zanahoria mediana, en rodajas

¼ cucharadita de cúrcuma, molida

Preparación:

Lavar el bulbo de hinojo y recortar las capas externas. Trozar y rellenar un vaso medidor. Reservar el resto.

Recortar las hojas externas de la alcachofa. Lavarla y trozar. Dejar a un lado.

Lavar y pelar el pepino. Cortar en rodajas finas y rellenar un vaso medidor. Refrigerar el resto.

Lavar y pelar la zanahoria. Cortar en rodajas finas y dejar a un lado.

Combinar el hinojo, alcachofa, pepino y zanahoria en una licuadora, y pulsar.

Transferir a un vaso y añadir la cúrcuma. Agregar hielo y servir inmediatamente.

Información nutricional por porción: Kcal: 73, Proteínas: 6.1g, Carbohidratos: 27.5g, Grasas: 0.6g

39. Jugo de Calabacín y Tomate

Ingredientes:

1 calabacín pequeño, en rodajas

4 tomates cherry, por la mitad

1 zanahoria mediana, en rodajas

1 manzana pequeña, sin centro

1 lima entera, sin piel

Preparación:

Pelar el calabacín y cortar en rodajas finas. Dejar a un lado.

Lavar los tomates cherry y cortarlos por la mitad. Dejar a un lado.

Lavar y pelar la zanahoria. Cortar en rodajas finas y dejar a un lado.

Lavar la manzana y cortarla por la mitad. Remover el centro y trozar. Dejar a un lado.

Pelar la lima y cortarla por la mitad. Dejar a un lado.

Combinar el calabacín, tomates, zanahoria, manzana y lima en una licuadora, y pulsar. Transferir a un vaso y refrigerar antes de servir.

Información nutricional por porción: Kcal: 119, Proteínas: 3.4g, Carbohidratos: 35.4g, Grasas: 0.9g

40.   Jugo de Cantalupo y Alcachofa

Ingredientes:

1 taza de cantalupo, en trozos

1 alcachofa mediana, en trozos

1 tallo de apio mediano, en trozos

1 limón entero, sin piel

1 cucharada de miel

Preparación:

Cortar el cantalupo por la mitad. Remover las semillas, cortar dos gajos y pelarlos. Trozar y rellenar un vaso medidor. Reservar el resto en la nevera.

Recortar las hojas externas de la alcachofa. Lavarla y trozar. Dejar a un lado.

Lavar el tallo de apio y trozar. Dejar a un lado.

Pelar el limón y cortarlo por la mitad. Dejar a un lado.

Combinar el cantalupo, alcachofa, apio y limón en una licuadora. Pulsar y transferir a un vaso. Añadir la miel.

Agregar hielo picado o refrigerar 15 minutos antes de servir.

Información nutricional por porción: Kcal: 144, Proteínas: 6.5g, Carbohidratos: 32.8g, Grasas: 0.8g

41. Jugo de Pera y Arándanos Agrios

Ingredientes:

2 peras grandes, en trozos

1 taza de arándanos agrios

1 taza de berro, en trozos

½ taza de espinaca fresca, en trozos

1 nudo de jengibre pequeño, sin piel

Preparación:

Lavar las peras y cortarlas por la mitad. Remover el centro y trozar. Dejar a un lado.

Poner los arándanos agrios en un colador y lavar. Colar y dejar a un lado.

Lavar el berro y espinaca bajo agua fría. Colar y romper con las manos. Dejar a un lado.

Pelar el jengibre y dejar a un lado.

Combinar las peras, arándanos agrios, berro, espinaca y jengibre en una licuadora, y pulsar. Transferir a un vaso y añadir agua.

Refrigerar 15 minutos antes de servir.

Información nutricional por porción: Kcal: 249, Proteínas: 3.8g, Carbohidratos: 86.1g, Grasas: 0.9g

42. Jugo de Kiwi y Guayaba

Ingredientes:

1 kiwi entero, sin piel

1 guayaba entera, sin piel

1 taza de mango, en trozos

3 ciruelas enteras, sin carozo

1 onza de agua

1 cucharada de miel líquida

Preparación:

Pelar el kiwi y cortarlo por la mitad. Dejar a un lado.

Pelar la guayaba y trozar. Dejar a un lado.

Pelar el mango y trozar. Dejar a un lado.

Lavar las ciruelas y cortarlas por la mitad. Remover los carozos y trozar. Dejar a un lado.

Combinar el kiwi, guayaba, mango y ciruelas en una licuadora. Pulsar, transferir a un vaso, y añadir el agua y miel.

Servir frío.

Información nutricional por porción: Kcal: 286, Proteínas: 4.9g, Carbohidratos: 65.3g, Grasas: 2.1g

43.   Jugo de Pimiento y Puerro

Ingredientes:

1 pimiento rojo grande, en trozos

1 puerro grande, en trozos

1 calabacín pequeño, en trozos

1 remolacha mediana, recortada y en trozos

¼ cucharadita de sal

Preparación:

Lavar el pimiento y cortarlo por la mitad. Remover las semillas y trozar. Dejar a un lado.

Lavar el puerro y trozarlo. Dejar a un lado.

Pelar el calabacín y trozar. Dejar a un lado.

Lavar la remolacha y recortar las partes verdes. Pelar y trozar. Dejar a un lado.

Combinar los pimientos, puerro, calabacín y remolacha en una licuadora. Pulsar, transferir a un vaso y añadir la sal.

Refrigerar 15 minutos antes de servir.

Información nutricional por porción: Kcal: 126, Proteínas: 5.7g, Carbohidratos: 34g, Grasas: 1.3g

44.   Jugo de Batata

Ingredientes:

1 taza de batatas, en trozos

1 taza de espárragos, recortados

½ taza de frijoles verdes, en trozos

1 limón entero, sin piel

¼ cucharadita de cúrcuma, molida

2 onzas de agua

Preparación:

Pelar la batata y trozarla. Rellenar un vaso medidor y reservar el resto en la nevera.

Lavar los espárragos y recortar las puntas. Trozar y dejar a un lado.

Lavar los frijoles verdes y trozar. Dejar a un lado.

Pelar el limón y cortarlo por la mitad. Dejar a un lado.

Combinar la batata, espárragos, frijoles verdes y limón en una licuadora. Pulsar, transferir a un vaso y añadir el agua.

Agregar hielo picado y servir inmediatamente.

Información nutricional por porción: Kcal: 135, Proteínas: 6.1g, Carbohidratos: 39.3g, Grasas: 0.5g

45.   Jugo de Damasco y Coliflor

Ingredientes:

2 damascos enteros, sin carozo

1 florete de coliflor, en trozos

1 zanahoria grande, en rodajas

1 taza de mango, en trozos

1 taza de Acelga

¼ cucharadita de jengibre, molido

Preparación:

Lavar los damascos y cortarlos por la mitad. Remover los carozos y trozar. Dejar a un lado.

Lavar la coliflor y trozarla. Dejar a un lado.

Lavar y pelar la zanahoria. Cortar en rodajas finas y dejar a un lado.

Lavar el mango y trozarlo. Rellenar un vaso medidor y reservar el resto.

Lavar la acelga bajo agua fría. Colar y trozar. Dejar a un lado.

Combinar los damascos, coliflor, zanahoria, mango y acelga en una licuadora, y pulsar.

Transferir a un vaso y añadir el agua y jengibre. Agregar hielo y servir inmediatamente.

Información nutricional por porción: Kcal: 149, Proteínas: 4.4g, Carbohidratos: 42.5g, Grasas: 1.3g

46.　　Jugo de Pomelo y Melón

Ingredientes:

1 pomelo entero, en gajos

1 gajo de melón dulce, sin piel

1 banana grande, en rodajas

1 lima entera, sin piel

1 naranja pequeña, en gajos

1 cucharada de miel líquida

Preparación:

Pelar el pomelo y dividirlo en gajos. Cortar cada gajo por la mitad y dejar a un lado.

Cortar un gajo grande del melón y pelarlo. Remover las semillas y trozar. Dejar a un lado.

Pelar la banana y cortarla en rodajas finas. Dejar a un lado.

Pelar la lima y cortarla por la mitad. Dejar a un lado.

Pelar la naranja y dividirla en gajos. Cortar cada gajo por la mitad y dejar a un lado.

Combinar el pomelo, melón, banana, lima y naranja en una licuadora, y pulsar.

Transferir a un vaso y añadir hielo antes de servir.

Información nutricional por porción: Kcal: 281, Proteínas: 5.2g, Carbohidratos: 83.6g, Grasas: 1.2g

47.   Jugo de Hinojo y Palta

Ingredientes:

1 taza de hinojo, en trozos

1 taza de palta, en trozos

1 manzana Granny Smith pequeña, en trozos

1 taza de pepino, en rodajas

¼ cucharadita de jengibre, molido

Preparación:

Lavar el bulbo de hinojo y recortar las capas externas. Trozar y rellenar un vaso medidor. Reservar el resto en la nevera.

Pelar la palta y cortarla por la mitad. Remover el carozo y trozar. Rellenar un vaso medidor y reservar el resto.

Lavar la manzana y remover el centro. Trozar y dejar a un lado.

Lavar el pepino y cortarlo en rodajas finas. Rellenar un vaso medidor y reservar el resto en la nevera. Dejar a un lado.

Combinar el hinojo, palta, manzana y pepino en una licuadora, y pulsar. Transferir a un vaso y añadir el jengibre.

Agregar hielo antes de servir.

Información nutricional por porción: Kcal: 286, Proteínas: 5g, Carbohidratos: 40.3g, Grasas: 21.9g

48.   Jugo de Moras y Banana

Ingredientes:

1 taza de moras

1 banana grande, en rodajas

1 remolacha entera, recortada

1 manzana verde pequeña, en trozos

¼ cucharadita de canela, molida

Preparación:

Poner las moras en un colador y lavar bajo agua fría. Colar y dejar a un lado.

Pelar la banana y cortarla en rodajas finas. Dejar a un lado.

Lavar la remolacha y recortar las puntas verdes. Pelar y trozar. Dejar a un lado.

Lavar la manzana y cortarla por la mitad. Remover el centro y trozar. Dejar a un lado.

Combinar las moras, banana, remolacha y manzana en una licuadora, y pulsar. Transferir a un vaso y añadir la canela.

Refrigerar 15 minutos antes de servir.

Información nutricional por porción: Kcal: 233, Proteínas: 5.4g, Carbohidratos: 72.3g, Grasas: 1.6g

49.   Jugo de Naranja y Granada

Ingredientes:

1 naranja mediana, sin piel

1 taza de semillas de granada

1 pera pequeña, en trozos

1 calabacín pequeño, en trozos

1 taza de menta fresca, en trozos

1 cucharada de miel líquida

Preparación:

Pelar la naranja y dividirla en gajos. Cortar cada gajo por la mitad y dejar a un lado.

Cortar la parte superior de la granada y bajar hacia las membranas blancas. Remover las semillas y rellenar un vaso medidor. Dejar a un lado.

Lavar la pera y cortarla por la mitad. Remover el centro y trozar. Dejar a un lado.

Pelar el calabacín y trozarlo. Dejar a un lado.

Lavar la menta bajo agua fría. Colar y romper con las manos. Dejar a un lado.

Combinar la naranja, semillas de granada, pera, calabacín y menta en una licuadora, y pulsar. Transferir a un vaso y añadir la miel.

Agregar hielo picado y servir inmediatamente.

Información nutricional por porción: Kcal: 259, Proteínas: 5.6g, Carbohidratos: 61.6g, Grasas: 2.1g

50.   Jugo Verde de Batata

Ingredientes:

1 taza de batatas, en trozos

1 taza de verdes de nabo, en trozos

1 taza de col rizada fresca, en trozos

1 taza de perejil fresco, en trozos

1 taza de palta, en trozos

1 manzana verde pequeña, en trozos

¼ cucharadita de jengibre, molido

1 cucharada de miel líquida

1 onza de agua

Preparación:

Pelar la batata y lavarla. Trozar y rellenar un vaso medidor. Reservar el resto en la nevera.

Combinar los verdes de nabo, col rizada y perejil en un colador. Lavar bajo agua fría. Colar y romper con las manos. Dejar a un lado.

Pelar la palta y cortarla por la mitad. Remover el carozo y trozar. Rellenar un vaso medidor y reservar el resto. Dejar a un lado.

Lavar la manzana y cortarla por la mitad. Remover el centro y trozar. Dejar a un lado.

Combinar la batata, verdes de nabo, col rizada, perejil, palta y manzana en una licuadora, y pulsar. Transferir a un vaso y añadir el jengibre, miel y agua.

Refrigerar 15 minutos antes de servir.

Información nutricional por porción: Kcal: 474, Proteínas: 11.1g, Carbohidratos: 72.7g, Grasas: 23.6g

51.   Jugo de Frijoles y Brócoli

Ingredientes:

1 taza de frijoles verdes, en trozos

1 taza de brócoli fresco, en trozos

1 taza de pepino, en rodajas

1 taza de verdes de mostaza, en trozos

1 taza de yam, en trozos

1 nudo de jengibre pequeño, sin piel

2 onzas de agua

Preparación:

Lavar los frijoles verdes y trozarlos. Dejar a un lado.

Lavar el brócoli y trozarlo. Dejar a un lado.

Lavar el pepino y cortarlo en rodajas finas. Rellenar un vaso medidor y reservar el resto.

Lavar los verdes de mostaza bajo agua fría. Romper con las manos y dejar a un lado.

Pelar el yam y trozarlo. Rellenar un vaso medidor y reservar el resto.

Pelar el nudo de jengibre y dejar a un lado.

Combinar los frijoles verdes, brócoli, pepino, verdes de mostaza, yam y jengibre en una licuadora, y pulsar.

Transferir a un vaso y añadir el agua. Agregar hielo y servir inmediatamente.

Información nutricional por porción: Kcal: 213, Proteínas: 7.9g, Carbohidratos: 57.2g, Grasas: 1.1g

52.   Jugo de Arándanos y Cereza

Ingredientes:

1 taza de arándanos

1 taza de cerezas, sin carozo

1 taza de uvas negras

1 naranja sangre pequeña, en gajos

¼ cucharadita de canela, molida

Preparación:

Combinar los arándanos y uvas en un colador y lavar bajo agua fría. Colar y dejar a un lado.

Lavar las cerezas y cortarlas por la mitad. Remover el carozo y dejar a un lado.

Pelar la naranja y dividirla en gajos. Cortar cada gajo por la mitad y dejar a un lado.

Combinar los arándanos, cerezas, uvas y naranja en una licuadora, y pulsar.

Transferir a un vaso y añadir la canela. Agregar hielo y servir inmediatamente.

Información nutricional por porción: Kcal: 249, Proteínas: 4.2g, Carbohidratos: 73.2g, Grasas: 1.2g

OTROS TITULOS DE ESTE AUTOR

70 Recetas De Comidas Efectivas Para Prevenir Y Resolver Sus Problemas De Sobrepeso: Queme Calorías Rápido Usando Dietas Apropiadas y Nutrición Inteligente

Por

Joe Correa CSN

48 Recetas De Comidas Para Eliminar El Acné: ¡El Camino Rápido y Natural Para Reparar Sus Problemas de Acné En 10 Días O Menos!

Por

Joe Correa CSN

41 Recetas De Comidas Para Prevenir el Alzheimer: ¡Reduzca El Riesgo de Contraer La Enfermedad de Alzheimer De Forma Natural!

Por

Joe Correa CSN

70 Recetas De Comidas Efectivas Para El Cáncer De Mama: Prevenga Y Combata El Cáncer De Mama Con una Nutrición Inteligente y Alimentos Poderosos

Por

Joe Correa CSN

www.ingramcontent.com/pod-product-compliance
Lightning Source LLC
Chambersburg PA
CBHW030256030426
42336CB00009B/404